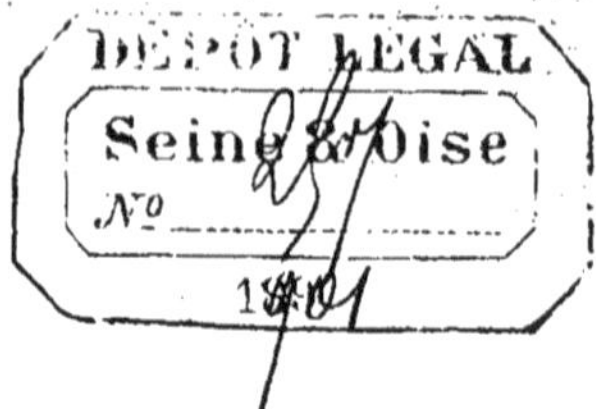

FACULTÉ DE MÉDECINE DE PARIS

DE LA MORTALITÉ DES NOURRISSONS en rapport avec la MODALITÉ DE LEUR ALIMENTATION

par

Le Docteur Auguste LULING

VERSAILLES
IMPRIMERIE AUBERT, 6, AVENUE DE SCEAUX
—
1901

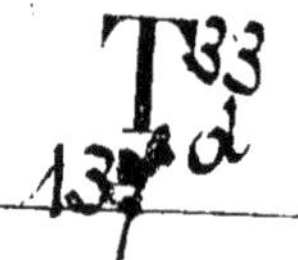

FACULTÉ DE MÉDECINE DE PARIS

DE LA

MORTALITÉ

DES NOURRISSONS

en rapport avec la

MODALITÉ DE LEUR ALIMENTATION

par

Le Docteur Auguste LULING

VERSAILLES
IMPRIMERIE AUBERT, 6, AVENUE DE SCEAUX
—
1901

INTRODUCTION

Le lait de la mère appartient à l'enfant.

Cet appel, profondément généreux et humain, de M. le professeur Pinard nous a fixé le choix de ce travail, et si, comme nous l'espérons, nous arrivons à le rendre digne d'intérêt, l'honneur en reviendra au maître éminent qui, après nous avoir aidé de ses conseils, après nous avoir frayé la route, a bien voulu aussi nous donner une marque précieuse de bienveillante sympathie, en acceptant la présidence de cette thèse.

Oui, c'est la mère seule qui doit compléter son œuvre de création; l'enfant a droit au sein de sa mère : c'est là une obligation étroitement liée au but glorieux que poursuit l'art de la médecine, celui du soulagement des misères et de la conservation de la race dans ce pays de France, comblé des bienfaits de la nature, où la vie est harmonieuse et facile, et dont la population diminue cependant tous les jours, alors qu'elle augmente ou se maintient dans les climats voisins, bien moins favorisés, mais plus soucieux peut-être de leurs devoirs et de leurs charges.

Nous allons donc établir, puis prouver que le grand, le seul remède à cet état de choses inquiétant est l'alimentation naturelle des enfants nés viables, car nous devrons éliminer dans cette étude ceux des pauvres petits êtres créés sous l'influence de tares presque inguérissables, dont les plus connues comme les plus effrayantes sont la syphilis et l'alcoolisme.

Mais s'il est sinon impossible, au moins très difficile de lutter contre la mortalité des enfants nés dans ces misérables conditions, il nous est heureusement donné de pouvoir assurer l'existence de ceux qui, nés sainement, vont se trouver dès leur naissance exposés à la mort par la faute ou la négligence des parents, par l'alimentation vicieuse et le manque de soins.

En effet, l'excès de mortalité produit par la

gastro-entérite des nouveau-nés et par les accidents infectieux n'a pas d'autres causes.

Et remarquez que le manque de soins, c'est-à-dire la nourriture factice, artificielle, mal stérilisée, ne nous préoccupera plus, quand l'alimentation aura cessé d'être vicieuse, c'est-à-dire quand le lait de la mère, à l'exclusion de tout subterfuge, appartiendra à l'enfant.

Voilà notre conviction absolue : c'est cela que nous voulons défendre et cela que nous voulons prouver.

Celui qui veut prouver a une arme bien facile à manier : c'est la statistique, quand elle est intelligente, honnête et sincère; et nous avons, une fois encore, à remercier notre maître, M. le professeur Pinard, de nous l'avoir mise en mains.

Ce sont, en effet, les chiffres des statistiques de la clinique Baudelocque que nous allons prendre pour notre démonstration, et tous les hommes de métier savent que, si les travaux de cette clinique font autorité dans la science, ce résultat est dû en grande partie à la savante direction et aux soins désintéressés de M. le professeur Pinard.

Comme point de départ, nous adoptons, dans ces statistiques, la naissance à terme et la survivance aux tout premiers jours.

STATISTIQUES

RECUEILLIES SUR LES REGISTRES

de la

CLINIQUE BAUDELOCQUE

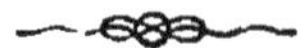

TABLEAU I

MODE D'ALIMENTATION	NOMBRE	MORTS de 0 à 1 an.	RESTENT vivants au bout de la 1re année.	MORTALITÉ
Nombre global des enfants, sans distinction du mode d'alimentation. .	13 952	3 759	10 193	p. 100 26,94

TABLEAU II

MODE D'ALIMENTATION	NOMBRE	MORTS de 0 à 1 an.	RESTENT vivants au bout de la 1re année.	MORTALITÉ
Nombre total des enfants élevés au sein.	7 604	1 231	6 373	p. 100 16,20
Nombre total des enfants élevés au biberon.	4 814	2 043	2 771	42,43
Allaitement complété par une alimentation artificielle précoce . .	1 412	431	981	30,52
Enfants élevés en nourrice, sans qu'il soit fait mention du mode d'alimentation. .	122	54	68	44,26
TOTAL. . . .	13 952	3 759	10 193	

TABLEAU III

MODE D'ALIMENTATION	NOMBRE	MORTS de 0 à 1 an.	RESTENT vivants au bout de la 1re année.	MORTALITÉ
Enfants nourris au sein, sans indication du mode. .	426	83	343	p. 100 19,48
Enfants nourris au sein par la mère.	6 409	913	5 496	14,24
Enfants nourris au sein par une personne de la famille	37	6	31	16,21
Enfants nourris au sein par une nourrice mercenaire .	732	229	503	31,29
Enfants nourris au biberon, sans indication du mode. .	724	336	388	46,40
Enfants nourris au biberon par la mère	1 045	341	704	32,63
Enfants élevés au biberon par une personne de la famille	804	240	564	29,85
Enfants élevés au biberon par une nourrice mercenaire	2 241	1 126	1 115	50,24
Enfants en nourrice (sans autre indication)	122	54	68	44,26
Enfants soumis à l'alimentation artificielle précoce . .	1 412	431	981	30,52
TOTAL. . . .	13 952	3 759	10 193	

TABLEAU IV

MODE D'ALIMENTATION	NOMBRE	MORTS de 0 à 1 an.	RESTENT vivants au bout de la 1re année	MORTALITÉ
				p. 100
Enfants élevés au sein, sans indication de mode . .	426	83	343	19,48
Enfants élevés au sein par la mère ou par une personne de la famille	6 446	919	5 527	14,25
Enfants élevés au sein par une nourrice.	732	229	503	31,29
Enfants élevés au biberon, sans indication de mode.	724	336	388	46,40
Enfants élevés au biberon par la mère ou par une personne de la famille	1 849	581	1 268	31,42
Enfants élevés au biberon par une nourrice.	2 241	1 126	1 115	54,20
Enfants élevés en nourrice (sans autre indication).	122	54	68	44,26
Enfants ayant reçu une alimentation artificielle précoce.	1 412	431	981	30,52
TOTAL. . . .	13 952	3 759	10 193	

TABLEAU V

MODE D'ALIMENTATION	NOMBRE	MORTS de 0 à 1 an.	RESTENT vivants au bout de la 1re année.	MORTALITÉ
Enfants élevés au sein, sans autre indication. . . .	426	83	343	p. 100 19,48
Enfants élevés au biberon, sans autre indication.	724	336	388	46,40
Enfants élevés par la mère ou une personne de la famille (sein ou biberon).	8 295	1 500	6 795	18,08
Enfants élevés en nourrice (sein ou biberon, ou sans indication). . . .	3 095	1 409	1 686	45,52
Enfants ayant reçu une alimentation artificielle précoce.	1 412	431	981	30,52
TOTAL. . . .	13 952	3 759	10 193	

TABLEAU VI

MODE D'ALIMENTATION	NOMBRE	MORTS de 0 à 1 an.	RESTENT vivants au bout de la 1re année.	MORTALITÉ
Enfants élevés au sein, sans autre indication. . . .	426	83	343	p. 100 19,48
Enfants élevés au sein par la mère.	6 409	913	5 496	14,24
Tous les autres modes d'alimentation pris ensemble	7 117	2 763	4 354	38,83
TOTAL. . . .	13 952	3 759	10 193	

Enfin tous les chiffres peuvent être résumés dans un dernier tableau dressé d'après le chiffre croissant des mortalités :

A. Enfants allaités par la mère ; mortalité : 14,24 p. 100.

B. Enfants allaités par la mère ou une personne de la famille ; mortalité : 14,25.

C. Ensemble des enfants nourris au sein ; mortalité : 16,20.

D. Enfants allaités par une personne de la famille autre que la mère; mortalité : 16,21.

E. Enfants élevés par la mère ou par une personne de la famille (sein ou biberon); mortalité : 18,08.

G. Enfants nourris au sein, sans indication de mode; mortalité : 19,48.

H. Mortalité totale : 26,94.

I. Enfants élevés au biberon par une personne de la famille; mortalité : 29,85.

K. Enfants ayant reçu avec le sein une alimentation artificielle précoce; mortalité : 30,52.

L. Enfants élevés au sein en nourrice; mortalité : 31,29.

M. Enfants élevés au biberon par la mère ou par une personne de la famille; mortalité : 31,42.

N. Enfants nourris au biberon par la mère : 32,63.

O. Tous les modes d'alimentation autres que le sein de la mère, pris ensemble; mortalité : 38,83.

P. Enfants élevés au biberon (tous les modes ensemble); mortalité : 42,43.

Q. Enfants élevés en nourrice, sans autre indication : 44,26.

R. Enfants élevés en nourrice (ensemble sein ou biberon, ou sans indication); mortalité : 45,52.

S. Enfants nourris au biberon, sans indication de mode : 46,40.

T. Enfants élevés au biberon par une nourrice mercenaire : 50,24.

De tout cela, il y a surtout lieu de retenir les chiffres concernant les modes d'alimentation les plus répandus.

Enfants au sein de la mère; mortalité : 14,24.

Enfants en nourrice au sein; mortalité : 31,29.

Enfants élevés au biberon dans la famille; mortalité : 31,42.

Enfants élevés au biberon par une nourrice mercenaire; mortalité : 50,24.

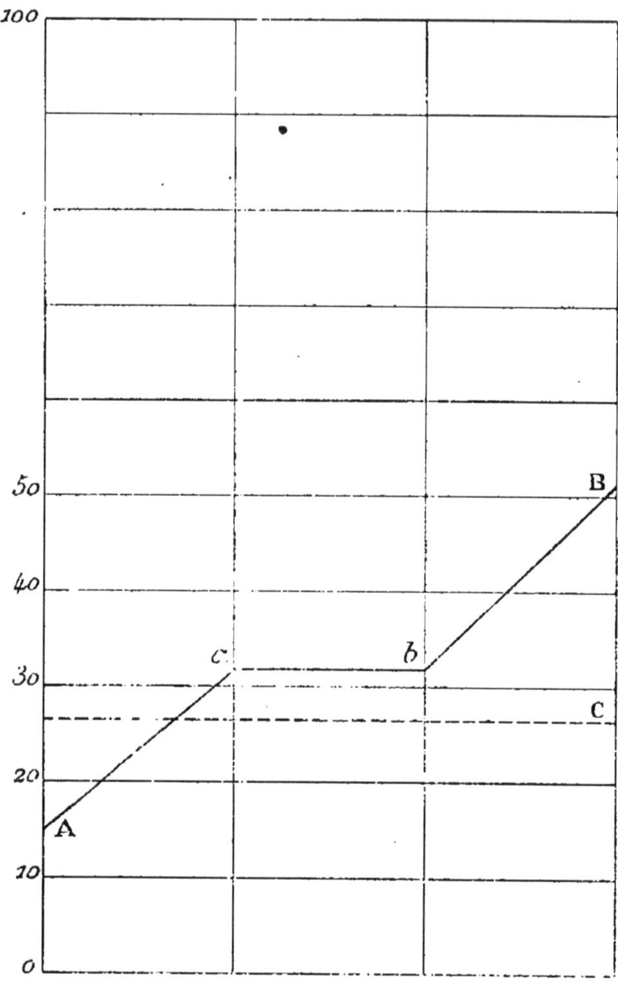

Fig. 1.

A. Mortalité des enfants de 0 à 1 an allaités par la mère : 14,24 p. 100.
a. Mortalité des enfants de 0 à 1 an élevés au sein en nourrice 31,29 p. 100.
b. Mortalité des enfants de 0 à 1 an élevés au biberon dans la famille 31,42 p. 100.
B. Enfants élevés au biberon par une nourrice mercenaire : mortalité de 50,24 p. 100.
La mortalité générale est de 26,94 p. 100.

*
* *

Nous n'avons pas jusqu'ici tenté de tirer des conclusions de la mortalité dans le groupe d'enfants désigné comme ayant reçu une alimentation artificielle précoce.

D'une part, le nombre assez restreint des enfants de cette catégorie relevés dans notre statistique, d'autre part, les nombreuses variétés suivant lesquelles a été donnée l'alimentation ne nous le permettaient pas.

Cependant, ces réserves faites, on peut trier dans ce groupe d'enfants des sous-groupes homogènes. Nous n'en retiendrons que trois : 1° celui qui renferme des enfants qui ont reçu dès la naissance, avec le sein, une alimentation artificielle. C'est grossièrement l'allaitement mixte ; grossièrement, car dans bien des cas les observations mentionnent que les enfants ont reçu autre chose que du lait, par exemple des panades, des bouillies, et cela très précocement ; — 2° un autre sous-groupe comporte des enfants qui ont reçu pendant un temps le sein de leur mère, puis qui ont été alimentés au biberon par leur mère ou une personne de la famille; — 3° enfin nous examinerons la mortalité des enfants allaités pendant un temps par leur mère, puis confiés à une nourrice qui continue de les élever au biberon.

L'étude de ces sous-groupes pourra nous fournir quelques indications.

Considérons d'abord l'*allaitement mixte* ou mieux l'alimentation mixte.

Dès leur naissance, 213 enfants ont reçu du lait de femme et simultanément une autre alimentation : 87 sont morts, 126 ont vécu plus d'un an.

La mortalité est donc considérable, 40,86 p. 100, et déjà il apparaît que ce mode d'alimentation, lorsqu'il se prolonge, est un des plus mauvais.

Mais cette mortalité est aggravée parce que, parmi ces enfants, un certain nombre rece vaient le sein et la nourriture artificielle d'une nourrice. D'autres étaient bien allaités par la mère, mais ils recevaient aussi la nourriture artificielle d'une étrangère ; il s'agit, par exemple, d'enfants allaités la nuit par la mère, qui, partant au jour pour son travail, les remet pour la journée à une garde ou les dépose dans une crèche.

Il y a donc lieu de réduire le sous-groupe et de ne considérer que les enfants allaités par leur mère et qui reçoivent en même temps le biberon de leur mère ou d'une autre personne de la famille.

Des enfants dans ces conditions, au nombre de 153, il en est mort 57; 96 ont survécu.

La mortalité est de 37,25 p. 100. C'est le chiffre le plus élevé obtenu par nous, concernant la mortalité des enfants dont les mères continuent à s'occuper.

Il est vrai que, dans à peu près tous les cas de ce genre, l'alimentation mixte est commandée par des circonstances impérieuses, tenant à l'insuffisance de la lactation de la femme ou à sa condition sociale; mais il n'en est pas moins intéressant de constater l'indication de la statistique montrant que l'allaitement mixte ne donne même pas des résultats aussi satisfaisants que l'allaitement artificiel, le biberon donné par la mère ou par une personne de la famille.

Voyons maintenant les enfants allaités pendant un temps par leur mère, puis mis au biberon, qui continue à être donné par la mère ou par une personne de la famille. Ici, des divisions s'imposent suivant le temps qu'a pu durer l'allaitement maternel exclusif.

28 enfants ont reçu exclusivement le sein de la mère pendant quelques jours ou moins d'un mois; 16 restent vivants à l'âge d'un an, 12 sont morts. — Mortalité : 42,79 p. 100.

162 enfants ont été allaités pendant une durée de 1 à 3 mois; 125 vivants, 37 morts. — Mortalité de la première année : 22,84.

201 enfants ont été allaités par la mère pendant une durée de 3 à 6 mois, puis ont reçu le biberon; 166 vivants, 35 morts. — Mortalité de la première année : 17,41.

44 enfants ont été allaités par la mère plus de 6 mois; 39 vivants, 5 morts.—Mortalité : 11,11.

Ensemble : 435 enfants ont été allaités par la mère pendant un temps, puis la mère ou une personne de la famille a continué à donner le biberon; 346 vivants, 89 morts. — Mortalité : 20,45.

Toutes réserves étant faites, à cause de la faiblesse du nombre d'unités entrant ici en ligne de compte, il semble qu'on peut exprimer les idées suivantes, à titre d'indication :

Si la mère ne donne le sein que pendant quelques jours, tout le bénéfice de l'allaitement physiologique est perdu. L'enfant, non seulement est victime de la même mortalité que les enfants mis au biberon dès après leur naissance, mais sa santé est gravement influencée par le changement de nourriture.

Si l'enfant est maintenu plus longtemps au sein maternel, la mortalité est diminuée, et d'autant plus que l'enfant est allaité pendant plus de temps ; cependant, la mortalité dans ces conditions ne devient voisine de la mortalité des enfants dits allaités par leur mère que lorsque l'allaitement a duré plus de 6 mois. Il s'ensuit que le terme de 6 mois est la limite inférieure de la durée de l'allaitement maternel.

Les faits suivants sont bien de nature à montrer l'influence pernicieuse de la nourrice au biberon, cela à n'importe quel moment où l'allaitement maternel est interrompu :

40 enfants ont été allaités par la mère moins d'un mois, puis confiés à une nourrice mercenaire pour être alimentés au biberon ; 21 morts dans la première année, 19 survivants. — Mortalité : 52,50 p. 100.

143 enfants ont reçu l'allaitement maternel de 1 à 3 mois, puis ont été mis en nourrice ;

91 vivants, 52 morts. — Mortalité : 36,38 p. 100.

99 enfants ont reçu l'allaitement maternel de 3 à 6 mois, puis ont été mis en nourrice; 72 vivants, 27 morts. — Mortalité : 27,27 p. 100.

18 enfants ont été allaités par leur mère pendant 6 mois, puis mis au biberon en nourrice; 7 morts, 11 vivants. — Mortalité : 39 p. 100.

Ensemble : 280 enfants, d'abord allaités par leur mère, ont été mis ensuite au biberon, cela chez une nourrice; 107 morts, 193 restent vivants. — Mortalité : 38,21 p. 100.

*
* *

Il était intéressant de voir dans quels mois les nourrissons meurent davantage, cela en rapport avec le mode d'alimentation qu'ils reçoivent. Il nous a semblé qu'il pouvait suffire pour cela de comparer entre elles les deux séries qui jusqu'ici s'opposent l'une à l'autre par la mortalité qu'elles fournissent, basse d'une part, et de l'autre extrêmement élevée. Considérons donc encore une fois les enfants allaités par leur mère et les enfants en nourrice au biberon.

Pour tous les cas où est relevé le mois de la mort des enfants élevés au sein de la mère, nous trouvons qu'il est mort, pour les dix années complexivement, en :

Janvier	38	enfants.
Février	30	—
Mars	34	—
Avril	41	—
Mai.	23	—
Juin.	35	—
Juillet.	48	—
Août	40	—
Septembre.	27	—
Octobre	23	—
Novembre	30	—
Décembre	27	—

Soit un ensemble de 396 enfants pour qui

cette indication est donnée; les chiffres, rapportés à 1,000, donnent pour chacun des mois : janvier, 95; février, 76; mars, 86; avril, 103; mai, 58; juin, 88; juillet, 121; août, 101; septembre, 68; octobre, 58; novembre, 76; décembre, 68.

Considérons maintenant les enfants morts en nourrice au biberon, selon le mois pendant lequel ils sont morts. Nous trouvons en :

Janvier.	21	morts.
Février.	23	—
Mars.	19	—
Avril.	30	—
Mai	29	—
Juin	42	—
Juillet	61	—
Août.	83	—
Septembre	48	—
Octobre	33	—
Novembre.	26	—
Décembre.	19	—

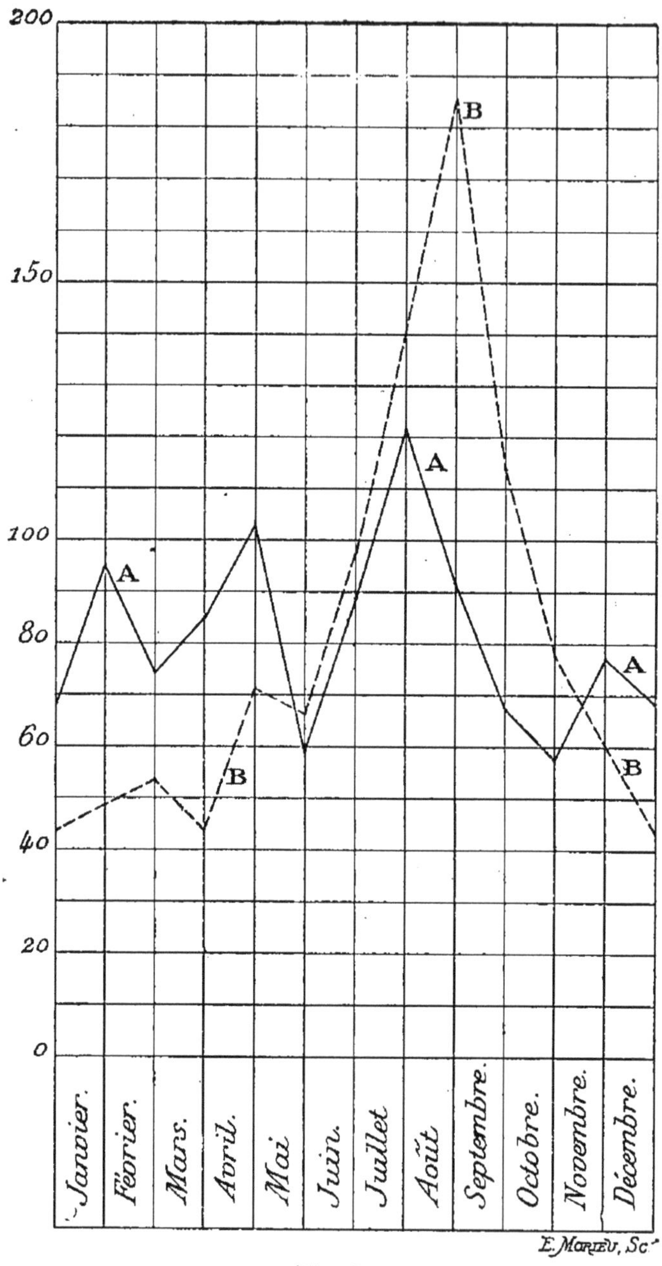

Fig. 2.

Mortalité des enfants, selon le mois de l'année, dans les deux groupes extrêmes : **A** enfants allaités par la mère ; **B** enfants en nourrice au biberon. Les chiffres sont rapportés à 1,000 pour chacune des deux séries.

Ces chiffres concernent un nombre de 424 enfants pour qui l'indication du mois de la mort est donnée.

Rapportés à 1,000, ces chiffres deviennent : pour janvier, 49; février, 54; mars, 44; avril, 71 ; mai, 66; juin, 99; juillet, 140; août, 185; septembre, 113; octobre, 78; novembre, 61; décembre, 45.

On voit donc que la mortalité des enfants allaités par leur mère se maintient en tout temps entre de certaines limites.

Pour les enfants en nourrice au biberon, la mortalité pendant la saison chaude est énorme.

Comparons ces deux séries de chiffres : nous voyons que les enfants allaités par leur mère meurent plutôt en janvier, avril, juillet. La plus forte mortalité, en juillet, n'atteint pas le double de la mortalité la plus faible, qui se rapporte également au mois de mai et au mois d'octobre.

Pour les enfants mis en nourrice au biberon, il n'y a qu'un maximum, mais celui-ci s'étend sur tous les mois chauds de l'année. Il commence en juin, pour cesser en septembre, avec le point culminant en août. Dans ce dernier mois, la mortalité est près de 5 fois plus élevée que dans un des mois où la mortalité est la plus faible, en mars et en décembre.

Inutile d'insister sur ces chiffres qui corroborent les faits bien connus de l'infection des nourrissons par le biberon, de l'énorme mortalité infantile dans les mois d'été.

*
* *

A quel âge meurent les enfants, ou du moins meurent-ils plus ou moins rapidement suivant que leur nourriture s'écarte davantage de la nourriture physiologique?

On sait que l'enfant a d'autant plus de chances de mourir rapidement qu'il est plus jeune. Mais encore peut-il y avoir des différences en rapport avec la nourriture qu'il reçoit.

Pour nous rendre compte du fait, nous avons relevé l'âge des enfants allaités par la mère et des enfants élevés au biberon en nourrice au moment de leur mort.

Il se trouve que pour les deux séries, dans à peu près le même nombre de cas, l'âge de la mort est indiqué avec précision dans les observations.

Nous avons ainsi 864 enfants allaités par leur mère et qui sont morts. Il en est mort :

Dans le 1er mois.	129
Dans le 2e.	111
Dans le 3e.	89
Dans le 4e.	69
Dans le 5e.	57
Dans le 6e.	81
Dans le 7e.	51
Dans le 8e.	59
Dans le 9e.	61
Dans le 10e	48
Dans le 11e	58
Dans le 12e	62

Ainsi, déjà à leur 4e mois, près de la moitié

des enfants allaités par leur mère, de ceux qui doivent mourir pendant leur première année, ont déjà été emportés.

Au 5e mois, le nombre des morts est moins considérable (57) ; mais voici qu'au 6e mois le chiffre se relève (81), pour redescendre au 7e mois (51), puis pour remonter encore légèrement.

Ne faut-il pas voir dans cette élévation si remarquable de la mortalité dans le 6e mois la conséquence de sevrages? N'en est-il pas de même pour les derniers mois de l'année ?

Les chiffres semblent l'indiquer, d'où la déduction logique que le nombre 14,24 p. 100, indiqué comme représentant la mortalité des enfants de 0 à 1 an allaités par leur mère, est trop fort, puisque parmi ces enfants il en est qui ont reçu autre chose que le lait maternel au 6e mois ou plus tard.

Une conséquence plus importante, c'est que la durée de l'allaitement ne semble pas devoir être bornée au terme de 6 mois.

Nous avons déjà indiqué précédemment que ce terme de 6 mois est un minimum; les chiffres montrent ici que c'est un minimum strict; la durée de l'allaitement maternel ne peut que faire gagner des vies si elle dépasse 6 mois.

Les enfants nourris au biberon en nourrice, que deviennent-ils? Ils meurent plus vite que ceux que la mère allaite. La moitié de la mortalité de l'année est déjà dépassée au 3e mois.

Voici, d'ailleurs, nos chiffres; 889 enfants nourris au biberon en nourrice sont morts :

Dans le 1er mois.	229
Dans le 2e	136
Dans le 3e	94
Dans le 4e.	71
Dans le 5e.	65
Dans le 6e.	103
Dans le 7e.	39
Dans le 8e.	34
Dans le 9e.	28

Dans le 10e	30
Dans le 11e	29
Dans le 12e	26

La mortalité dans les 2 premiers mois est extrême. Au 3e mois, la moitié des enfants a déjà disparu.

Au 6e mois, la mortalité est plus forte que pour chacun des 2 mois précédents. Est-ce donc que la nourrice au biberon attend ce 6e mois pour remplacer le lait souillé du biberon par une nourriture encore plus défectueuse?

Après ce 6e mois, la mort est comme épuisée, il ne reste plus que 191 enfants sur les 889 qui doivent mourir dans l'année. Ces dernières vies s'égrènent peu à peu, les unes après les autres, au cours des 6 derniers mois de l'année.

Ainsi disparaît dans l'année la moitié des nourrissons confiés à des nourrices mercenaires pour être élevés au biberon!

Reprenant les enfants allaités par leur mère et qui meurent dans la 1re année, nous voyons que le chiffre initial de 864 se réduit après le 1er mois à 737, puis, après chacun des mois suivants, successivement à 626, 537, 468, 411, 331, 280, 221, 160, 120, 62.

Pour les enfants au biberon en nourrice, le nombre de 889 devient 660, 524, 430, 359, 294, 191, 152, 113, 85, 55.

Une courbe donne mieux que les chiffres l'idée des deux formes suivant lesquelles les deux nombres se réduisent.

Il ne s'agit là que d'une relation entre ceux qui meurent des deux groupes d'enfants.

Au-dessous de la courbe des nourrissons allaités par leur mère et qui meurent, une haute colonne devrait représenter les 5,000 enfants qui restent vivants.

Au-dessous de la courbe figurant la rapidité de la disparition des enfants au biberon chez une nourrice mercenaire, la colonne des vi-

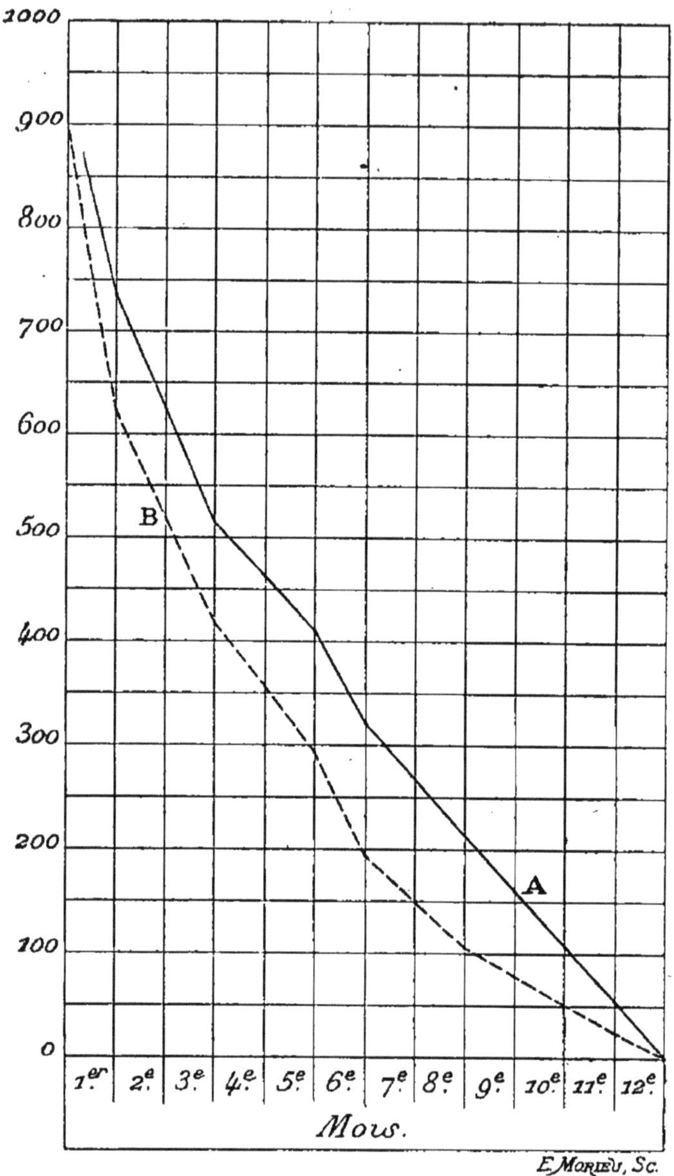

Fig. 3.

Mortalité comparée, suivant le mode d'alimentation, dans les mois de la première année : **A** enfants allaités par leur mère; **B** enfants au biberon en nourrice. Les enfants nourris au biberon en nourrice meurent plus rapidement que les enfants allaités par leur mère.

vants serait juste égale à la hauteur de la courbe et représenterait la survivance de 880 unités seulement.

Nous sommes arrivé à la *statistique des enfants nés à Baudelocque* et sur lesquels nous avons des renseignements complets.

Les comptes de la mortalité comparée de ces nourrissons en rapport avec le mode d'alimentation ne nous retiendront pas longtemps. Aussi bien, les résultats sont conformes à ceux que nous avons établis dans les calculs de notre statistique générale.

Cette statistique partielle porte sur 1,026 enfants ; au bout de la première année, 266 étant morts, 760 demeuraient vivants. — La mortalité avait été de 26,72 p. 100.

493 enfants ont été allaités par la mère ; 421 vivants, 72 morts. — Mortalité, 14,60 p. 100.

76 enfants étaient au sein en nourrice ;

21 morts, 55 vivants. — Mortalité, 27,60 p. 100.

52 enfants avaient été alimentés au biberon par leur mère ; 15 morts, 37 vivants. — Mortalité, 28,84 p. 100.

46 enfants élevés au biberon par une personne de leur famille ; 9 morts, 37 vivants. — Mortalité, 19,56 p. 100.

205 enfants élevés au biberon par une nourrice mercenaire ; 92 morts, 113 vivants. — Mortalité, 44,96 p. 100.

154 enfants ont reçu dès le début une alimentation mixte, ou après avoir été allaités pendant un temps assez court, ont reçu une autre alimentation ; 57 morts, 97 vivants à l'âge d'un an. — Mortalité, 37 p. 100.

La mortalité des enfants nés à la Clinique Baudelocque est pour l'ensemble de 26,72 p. 100, chiffre peu différent des 26,94 que donnait la statistique générale.

493 enfants ont été allaités par leur mère, 76 par une nourrice ; ensemble : 569 enfants,

avec 93 morts et 476 vivants à la fin de leur première année. Mortalité, 18,85 p. 100, un peu plus élevée que la mortalité de 16,20 p. 100 de la statistique générale, le nombre de 16,20 se rapportant à l'ensemble des enfants élevés au sein.

Mortalité des enfants allaités par leur mère : 14,60 p. 100. Ce chiffre ne diffère que de quelques dixièmes de celui de 14,24 qu'avait donné la statistique générale.

Mortalité des enfants confiés à une nourrice au sein : 27,60 p. 100. Ce chiffre est un peu meilleur que les 31,29 p. 100 que donnait la statistique générale.

Le nombre des enfants élevés au biberon est de 303, avec 116 morts, 187 vivants, et une mortalité de 38,28 p. 100. Ce chiffre est un peu moins mauvais que celui de la statistique générale qui donnait 42,43 p. 100.

La mortalité des enfants à qui le biberon a été donné par la mère est de 28,84, contre 32,63 p. 100 de la statistique générale.

La mortalité des nourrissons élevés au biberon par une personne de la famille est 19,56, contre 29,85 p. 100 de la statistique générale.

Ensemble, pour ces deux dernières catégories, comportant 98 enfants dont 24 sont morts dans la première année et 74 sont vivants à la fin de la première année, la mortalité est de 24,49 p. 100, sensiblement meilleure que celle de 31,42 p. 100 de la statistique générale..

Après avoir fait la remarque que dans notre statistique partielle aussi nous retrouvons ce fait singulier que le biberon donné par la mère comporte une mortalité plus forte que l'alimentation au biberon donné par une autre personne de la famille, passons à la catégorie suivante, celle des enfants ayant reçu le biberon en nourrice.

Là aussi, la mortalité est quelque peu améliorée en regard de celle que fournissait la statistique générale : 45 p. 100 au lieu de 50.

Notre dernière catégorie, celle des enfants soumis à une alimentation artificielle précoce, accuse au contraire une aggravation de la mortalité par rapport à celle de la statistique générale; elle donne 37 p. 100 au lieu de 30,52 p. 100.

En somme, les résultats de la statistique portant sur les enfants nés à la Clinique Baudelocque confirment et complètent ceux que donnait la statistique générale.

En particulier, les trois faits qui sont d'importance énorme sont de nouveau mis en lumière, à savoir que, dans le groupe de population considéré :

1° La mortalité des nourrissons allaités par leur mère est entre 14 et 15 p. 100;

2° La mortalité des nourrissons allaités par une nourrice ou mis au biberon dans leur famille oscille autour de 30 p. 100;

3° La mortalité des nourrissons envoyés en nourrice pour être alimentés au biberon est de 50 p. 100, ou voisine de ce chiffre.

Mais, de plus, la statistique des enfants nés

à la Clinique Baudelocque fournit, en un faisceau, des faits qui semblent avoir une valeur considérable et qui concernent plusieurs catégories de nourrissons.

Comparée à la statistique générale, la statistique partielle montre en effet :

1° Une diminution de la mortalité chez les enfants en nourrice au sein ;

2° Une diminution de la mortalité pour les enfants alimentés au biberon, et cela dans toutes les catégories que ce mode d'alimentation comporte : le biberon donné par la mère, par une autre personne de la famille, par une nourrice mercenaire.

On peut penser que cela n'est qu'un effet de la réunion dans cette statistique de chiffres plus favorables. Mais, après un instant de réflexion, on remarque que la statistique des enfants nés à Baudelocque porte sur 1,026 enfants et qu'elle renferme par conséquent la treizième partie de la statistique générale.

Par suite, il s'agit encore de nombres assez

élevés, et s'il est possible qu'il s'agisse de séries de faits favorables rapprochés par le hasard, une autre explication peut être tentée.

En effet, pour amener une diminution de la mortalité des enfants élevés au sein d'une nourrice, il suffit que les nourrices soient surveillées.

Pour amener une diminution des nourrissons recevant une nourriture artificielle, il suffit que l'alimentation soit plus pure et mieux réglée.

Ce qui peut faire penser qu'il en a été ainsi, c'est que la statistique des enfants nés à Baudelocque concerne surtout des enfants venus au monde à une époque plus rapprochée de celle où nous sommes, c'est-à-dire dans les quatre dernières années. La statistique générale comprend au contraire des enfants nés environ dans les quinze dernières années.

Dès lors, il est permis de penser qu'une amélioration légère, atténuant la mortalité de chaque groupe d'enfants d'une ou d'un petit nombre d'unités, est due à la meilleure surveillance des nourrices, et surtout à la connaissance des règles de l'alimentation artificielle qui commence à pénétrer dans les masses.

Une raison qui tendrait à le prouver, c'est que l'amélioration de la mortalité porte surtout sur le groupe d'enfants nourris au biberon dans leur famille, où par suite le lait stérilisé a des chances d'être la nourriture exclusive de l'enfant.

Que l'amélioration du régime alimentaire de l'enfant au biberon ait une influence sur l'abaissement de la mortalité infantile, cela est incontestable.

Mais il ne faut pas en exagérer l'importance, pas plus que celle d'une meilleure surveillance de la nourrice au sein.

Les deux améliorations ne sauraient faire gagner que quelques unités sur une centaine de vies, tandis que la mesure à préconiser, celle de l'extension ou plutôt de la généralisation de l'alimentation physiologique, est capable d'en faire gagner une dizaine et plus.

Notre statistique générale comme notre statistique des enfants nés à Baudelocque ont donné comme mortalité générale un nombre de 26,94 ou de 26,73 p. 100.

Notre statistique générale donnait, pour les enfants de 0 à 1 an ayant reçu une alimentation autre que le sein maternel, une mortalité de 38,83 p. 100. Celle des enfants nés à Baudelocque, dans sa partie qui considère les nourrissons élevés autrement qu'au sein de la mère, porte sur 493 enfants dont 194 sont morts et 339 ont survécu à leur première année. La mortalité est de 36,39 p. 100.

C'est de quelques unités que cette mortalité a pu s'atténuer, tandis que la mortalité générale peut s'abaisser de beaucoup par la généralisation du mode d'alimentation qui donne le chiffre le plus bas de la mortalité infantile, l'allaitement maternel.

Sans contester les cas où la mère n'a pas le

lait en suffisance pour pouvoir alimenter son enfant, le nombre de nourrissons recevant une autre alimentation que le sein de la mère est tout à fait hors de proportion avec le nombre de ces cas d'impossibilité.

Dans notre statistique générale portant sur 13,952 enfants, il y a 7,117 de ceux-ci qui ont reçu autre chose que le sein maternel exclusif.

Dans notre deuxième statistique, celle qui concerne les enfants nés à la Clinique Baudelocque, il en est 533 sur 1,026 qui ont reçu une autre alimentation que l'allaitement maternel, à l'exclusion de toute autre nourriture.

On ne peut admettre que plus de la moitié des mères soient incapables de donner le sein ou de conduire l'allaitement jusqu'à son terme.

C'est pourquoi l'on ne saurait trop agir sur les mères pour les amener à comprendre que, sauf dans les cas d'impossibilité réelle et physique, *il est de leur devoir strict d'allaiter leurs enfants.*

*
* *

Mais nous n'avons pas terminé avec les enfants nés à la Clinique Baudelocque.

Nous savons comment le mode d'alimentation agit sur le pourcentage de la mortalité infantile.

D'autres causes inhérentes au fœtus sont susceptibles de faire varier la mortalité, notamment la présentation, le poids du fœtus, celui du placenta qui est témoin de l'intégrité pathologique du père et de la mère ou en dénonce les tares.

Des présentations, nous avons peu à tenir compte; la présentation du sommet étant la présentation physiologique, nous ne considérerons que celle-ci par rapport aux autres conditions variables du fœtus.

Nous nous proposons en conséquence de constituer des séries d'enfants, s'étant tous présentés par le sommet et groupés selon le poids du corps à la naissance, le rapport du poids du placenta à celui du corps.

Nous verrons aussi comment tous ces groupes se comporteront quant à la mortalité vis-à-vis de l'alimentation dont, pour plus de simplicité, il suffit de considérer deux modes, celui de l'allaitement maternel, et un deuxième comprenant toutes les autres sortes d'alimentation prises ensemble.

Rappelons que, pour les enfants nés à Baudelocque, l'allaitement maternel s'accompagne d'une mortalité de 14,60 p. 100. Tous les autres modes d'alimentation pris ensemble fournissent une mortalité de 36,39 p. 100.

*
* *

Considérons donc d'abord les enfants s'étant présentés par le *sommet* pour tenter de saisir les variations de la mortalité de leur première année en rapport à la fois avec leur *poids à la naissance* et leur mode d'alimentation.

Un ensemble de 1,000 présentations du sommet a donné naissance à des enfants dont 267 sont morts dans la première année et 733 sont demeurés en vie. La mortalité a donc été de 26,70. Mettons en séries ces enfants d'après leur poids à la naissance :

18 pesaient moins de 2,250 grammes; 6 sont morts : mortalité, 33 p. 100.

41 pesaient entre 2,250 et 2,500 grammes; 15 sont morts : 36,60 p. 100.

94 pesaient de 2,500 à 2,750 grammes; 20 sont morts : 21,28 p. 100.

181 pesaient de 2,750 à 3,000 grammes; 54 sont morts : 29,72 p. 100.

205 pesaient de 3,000 à 3,250 grammes; 55 sont morts : 26,85 p. 100.

202 pesaient de 3,250 à 3,500 grammes; 56 sont morts : 27,72 p. 100.

149 pesaient de 3,500 à 3,750 grammes; 40 sont morts : 26,80 p. 100.

110 pesaient de 3,750 à 4,000 grammes; 21 sont morts : 19,09 p. 100.

Cette liste ne permet pas d'autre appréciation nette que ceci : la mortalité des enfants s'étant présentés par le sommet est à peu près la mortalité générale. C'était évident à cause de l'extrême fréquence de cette présentation.

Elle indique aussi, toutes réserves faites à cause du petit nombre d'enfants de chaque série, que les enfants d'un poids inférieur à 2,500 grammes meurent plus fréquemment dans leur première année que ceux qui sont mieux venus et plus robustes.

Mettons en séries les enfants élevés au sein maternel :

8 pesaient moins de 2,250 grammes; 2 sont morts : 25 p. 100.

17 pesaient entre 2,250 et 2,500 grammes; 3 morts : 17 p. 100.

50 pesaient entre 2,500 et 2,750 grammes; 4 morts : 8 p. 100.

89 pesaient entre 2,750 et 3,000 grammes; 16 morts : 17 p. 100.

89 pesaient entre 3,000 et 3,250 grammes; 13 morts : 14 p. 100.

89 pesaient entre 3,250 et 3,500 grammes; 15 morts : 16 p. 100.

75 pesaient entre 3,500 et 3,750 grammes; 13 morts : 17 p. 100.

56 pesaient entre 3,750 et 4,000 grammes; 7 morts : 12 p. 100.

On voit, en somme, que, sauf en ce qui concerne les enfants au-dessous de 2,500 grammes, la mortalité est faible. Et même pour les petits enfants, la mortalité n'atteint pas le taux de la mortalité générale.

Si nous considérons maintenant les enfants ayant reçu une autre alimentation que le sein de la mère, nous trouvons :

10 enfants pesant moins de 2,250 grammes; 4 morts : 40 p. 100.

24 enfants pesant entre 2,250 et 2,500 gr.; 12 morts : 50 p. 100.

44 enfants pesant entre 2,500 et 2,750 gr.; 16 morts : 40 p. 100.

92 enfants pesant entre 2,750 et 3,000 gr.; 38 morts : 41 p. 100.

116 enfants pesant entre 3,000 et 3,250 gr.; 42 morts : 36 p. 100.

113 enfants pesant entre 3,250 et 3,500 gr.; 41 morts : 36 p. 100.

74 enfants pesant de 3,500 à 3,750 gr.; 27 morts : 36 p. 100.

54 enfants pesant de 3,750 à 4,000 gr.; 14 morts : 26 p. 100.

Il est à remarquer la plus forte mortalité sur tous les enfants pesant moins de 3,000 gr. Ce sont donc les enfants faibles qui sont frappés en plus grand nombre par la mortalité qui sévit sur les enfants recevant une autre alimentation que le sein maternel.

D'après le taux de la mortalité, l'enfant qui sera allaité par la mère est faible lorsqu'il pesait moins de 2,500 gr. à la naissance; s'il doit être alimenté au biberon, il est faible s'il a pesé moins de 3,000 gr.

La conséquence, c'est qu'on expose, en soumettant à une autre alimentation que le sein de la mère les nourrissons ayant pesé moins de 3,000 grammes à la naissance, on expose ces enfants, disons-nous, à une mortalité de 40 p. 100 et plus, alors que les enfants, même lorsqu'ils ne pesaient que 2,250 gr., à la condition qu'ils soient nourris au sein de la mère, ne meurent qu'au taux normal ou environ.

Donc, plus un enfant est faible, plus il a besoin du sein de sa mère.

*
* *

Nous devons considérer aussi l'influence que peut avoir le rapport du poids du placenta à celui du corps sur la mortalité de la première année de la vie.

On sait, en effet, que les enfants venus avec un gros placenta, ou plutôt de telle façon que le rapport du poids du placenta à celui du corps à la naissance est considérable, sont dans un état d'infériorité manifeste.

Pour plus de commodité dans nos calculs,

nous avons pris le rapport inverse, c'est-à-dire celui du poids du corps à la naissance à celui du placenta. Nous avons ordonné les enfants en groupes suivant que ce rapport est environ 4, 4 1/2, 5, 5 1/2, 6, 7, 8 ou 10. Le nombre 4 exprime un rapport faible, il représente un gros placenta; nous verrons que, suivant la règle qui a été donnée, les enfants se rapportant à ce groupe sont affectés d'une mortalité plus élevée que ceux des enfants pour qui ce rapport est plus élevé.

Nous avons un ensemble de 971 enfants soumis à tous les genres d'alimentation.

Pour 9, le rapport du poids du corps à celui du placenta est 4; la mortalité (3 morts) est 33 p. 100.

Pour les autres groupes où le rapport (R) est plus élevé, nous trouvons :

R = 4 1/2; groupe de 29 enfants, 5 morts; mortalité, 17 p. 100.

R = 5; groupe de 85 enfants, 21 morts; mortalité, 24 p. 100.

R = 5 1/2; groupe de 131 enfants, 32 morts; mortalité, 34 p. 100.

R = 6; groupe de 384 enfants, 113 morts; mortalité, 26 p. 100.

R = 7; 253 enfants, 59 morts; mortalité, 23 p. 100.

R = 8; 76 enfants, 19 morts; mortalité, 25 p. 100.

R = 10; 4 enfants, 1 mort; mortalité, 25 p. 100.

Ces chiffres nous apprennent deux choses : d'abord, que les enfants pour qui le rapport du poids du corps à la naissance à celui du placenta était de 4 environ, c'est-à-dire qui étaient attachés à un gros placenta, ont une mortalité forte; ensuite que, pour tous les autres groupes, ceux des enfants pour qui le rapport considéré varie de 4 1/2 à 10, la mortalité est à peu près la même pour tous les groupes, et oscille autour de 25 ou 26, le chiffre que nous avons trouvé dans nos statistiques d'ensemble.

Il nous faut voir si ces faits se vérifient, si l'on considère seulement les enfants allaités par leur mère.

467 enfants se répartissent de la façon suivante, d'après la valeur de R :

R = 4; 5 enfants, 1 mort; mortalité, 25 p. 100.

R = 4 1/2; 19 enfants, 1 mort; mortalité, 6 p. 100.

R = 5; 38 enfants, 6 morts; mortalité, 15 p. 100.

R = 5 1/2; 65 enfants, 12 morts; mortalité, 18 p. 100.

R = 6; 184 enfants, 30 morts; mortalité, 15 p. 100.

R = 7; 116 enfants, 15 morts; mortalité, 10 p. 100.

R = 8 ou davantage; 40 enfants, 7 morts; mortalité, 17 p. 100.

En somme, en dehors de la série où R = 4 et où la mortalité atteint 25 p. 100, on voit dans toutes les autres séries, abstraction faite des écarts dus au petit nombre de cas sur lesquels nous tablons, cette mortalité osciller autour des chiffres 14 ou 15 qui expriment, suivant nos statistiques, la mortalité de la première année des enfants élevés par leurs mères.

504 enfants ont reçu une autre alimentation que le sein de leur mère. D'après le rapport R, répartissons les groupes :

R = 4; 4 enfants, 2 morts : 50 p. 100.

R = 4 1/2; 10 enfants, 4 morts : 40 p. 100.

R = 5; 47 enfants, 15 morts : 32 p. 100.

R = 5 1/2; 66 enfants, 20 morts : 30 p. 100.

R = 6; 200 enfants, 83 morts : 41 p. 100.

R = 7; 137 enfants, 44 morts : 32 p. 100.

R = 8; 40 enfants, 13 morts : 32 p. 100.

Ces séries confirment nos premières conclusions.

Si R = 4, la mortalité est de 50 p. 100. Si R est plus fort, la mortalité se rapproche de 36, mortalité moyenne des enfants ayant reçu une autre alimentation que le sein de la mère.

Remarquons que lorsque R = 4, il meurt 25 p. 100 des enfants au sein de la mère, soit 10 p. 100 en plus du nombre moyen 15; si ces enfants reçoivent une autre alimentation que le sein de la mère, il en meurt 50 p. 100, soit 14 en plus du chiffre moyen 36.

Par suite, nous sommes autorisé à insister sur l'opinion déjà exprimée à propos des enfants faibles, à savoir que plus un enfant est en état d'infériorité, plus il a besoin du sein de sa mère.

***

Pour être complet, nous avons à tenir compte encore des présentations rares, des enfants issus d'une grossesse gémellaire, des enfants extraits après la symphyséotomie.

Chacune de ces catégories ou groupes de faits ne contient qu'un petit nombre d'unités; par suite, il sera ou bien souvent inutile d'en tirer des conclusions, ou bien ces conclusions n'auront qu'une valeur relative que nous nous garderons de discuter.

Aussi, afin que chacun puisse se faire une idée de l'influence sur la mortalité infantile du mode d'alimentation dans ces faits peu fréquents, nous donnons les éléments des observations avec les références qui les concernent :

Siège.

N° de notre statistique : 1785.

N°s de la Clinique Baudelocque : année 1892, n° 1742 ; année 1894, n° 722.

Présentation du siège complet. Garçon pesant à la naissance 3,270 grammes ; au 9e jour, 3,250. Placenta, 580 grammes.

Alimentation : sein maternel.

Mort à 3 mois 1/2.

N° de notre statistique : 3922.

N°s de la Clinique Baudelocque : 1893, n° 1540 ; 1895, n° 743.

Siège décomplété, mode des fesses. Fille pesant 3,510 grammes à la naissance, 3,500 au 10e jour. Placenta, 480 grammes.

Alimentation : biberon dans la famille.

Vivant à 1 an.

N° de notre statistique : 3352.

N°s de la Clinique Baudelocque : 1895, n° 210 ; 1896, n° 166.

Siège décomplété, mode des fesses, abaissement prophylactique du pied. Garçon pesant 3,300 grammes à la naissance, 4,700 au 7° jour. Placenta, 480 grammes.

Alimentation : sein maternel.

Mort à 5 semaines.

N° de notre statistique : 5516.

N°s de la Clinique Baudelocque : 1894, n° 277 ; 1896, n° 367.

Siège complet. Garçon pesant 3,080 grammes à la naissance, 3,190 le 8° jour. Placenta, 590 gr.

Alimentation : allaitement mixte, sein et biberon donnés par la mère.

Vivant à 1 an.

N° de notre statistique : 6586.

N°s de la Clinique Baudelocque : 1893, n° 169 ; 1896, n° 1536.

Présentation du siège décomplété, mode des fesses. Fille. Poids à la naissance, 2,870 grammes ; au 12° jour, 3,120. Placenta, 370 grammes.

Alimentation : allaitement maternel.

Vivant à 1 an.

N° de notre statistique : 7217.

N^os de la Clinique Baudelocque : 1894, n° 317 ; 1896, n° 2210.

Siège. Fille. Poids à la naissance, 3,360 gr. ; au 7e jour, 3,310. Placenta, 590 grammes.

Alimentation : nourrice au sein.

Mort à 17 jours.

N° de notre statistique : 7852.

N^os de la Clinique Baudelocque : 1895, n° 1632 ; 1897, n° 635.

Siège décomplété, mode des fesses. Fille. Poids à la naissance, 3,500 grammes ; au 8e jour, 3,730. Placenta, 520 grammes.

Alimentation : nourrice au sein.

Vivant à 1 an.

N° de notre statistique : 7889.

N^os de la Clinique Baudelocque : 1895, n° 1978 ; 1897, n° 681.

Siège complet. Garçon pesant 2,980 grammes à la naissance, 3,050 au 1e jour. Placenta, 500 gr.

Alimentation : 3 mois le sein de la mère, puis le biberon en nourrice.

Mort à 7 mois, en juillet.

N° de notre statistique : 8461.

N^{os} de la Clinique Baudelocque : 1891, n° 822 ; 1897, n° 12258.

Siège. Fille. Poids à la naissance, 3,980 gr. ; au 10e jour, 3,670. Placenta 600 grammes.

Alimentation : sein maternel.

Vivant à 1 an.

N° de notre statistique : 9937.

N^{os} de la Clinique Baudelocque : 1896, n° 1866 ; 1898, n° 434.

Siège complet. Garçon. Poids à la naissance, 2,700 grammes ; au 10e jour, 2,900. Placenta, 400 grammes.

Alimentation : allaitement maternel.

Vivant à 1 an.

N° de notre statistique : 10248.

N^{os} de la Clinique Baudelocque : 1890, n° 412 ; 1898, n° 800.

Siège. Fille. Poids à la naissance, 2,880 gr. ; au 10e jour, 3,030. Placenta, 540 grammes.

Alimentation: sein maternel.

Vivant à 1 an.

N° de notre statistique : 10461.

N^{os} de la Clinique Baudelocque : 1895, n° 284 ; 1898, n° 1023.

Albuminurie. Siège complet. Garçon pesant 2,680 grammes à la naissance ; au 5e jour, 2,670. Placenta, 440 grammes.

Alimentation : nourrice au biberon.

Mort à 2 mois, en avril.

N° de notre statistique : 10479.

N^{os} de la Clinique Baudelocque : 1896, n° 1801 ; 1898, n° 1038.

Siège décomplété, mode des fesses. Garçon pesant 3,660 grammes à la naissance, 3,590 au 9e jour. Placenta, 560 grammes.

Alimentation : sein maternel.

Mort à 1 mois 1/2.

N° de notre statistique : 11093.

N^{os} de la Clinique Baudelocque : 1895, n° 977 ; 1898, n° 1651.

Siège décomplété, mode des fesses. Garçon

pesant 2,670 grammes à la naissance; au 3e jour, 2,720. Placenta, 420 grammes.

Alimentation : biberon (sans autre indication).

Vivant à 1 an.

N° de notre statistique : 11551.

Nos de la Clinique Baudelocque : 1897, n° 1067; 1898, n° 2141.

Siège décomplété, mode des fesses. Fille. Poids à la naissance, 2,100 grammes; 8e jour, 2,220. Placenta, 320 grammes.

Alimentation : sein maternel.

Mort à 8 mois 1/2.

N° de notre statistique : 11783.

N° de la Clinique Baudelocque : 1896, n° 1147; 1899, n° 101.

Siège. Rupture artificielle des membranes. Procubitus du cordon. Extraction par le siège. Fille. Poids à la naissance, 3,010 grammes; 9e jour, 3,170. Placenta, 535 grammes.

Alimentation : sein maternel.

Vivant à 1 an.

N° de notre statistique : 12496.

Nos de la Clinique Baudelocque : 1894, n° 317 ; 1899, n° 861.

Siège, mode des pieds. Fille. Poids à la naissance, 3,360 grammes ; au 7e jour, 3,310. Placenta, 590 grammes.

Alimentation : nourrice au sein.

Mort à 15 jours.

N° de notre statistique : 12597.

Nos de la Clinique Baudelocque : 1897, n° 2105 ; 1899, n° 1002.

Siège décomplété, mode des fesses. Fille. Poids à la naissance, 2,850 grammes ; 7e jour, 2,940. Placenta, 530 grammes.

Alimentation : sein maternel, 4 mois ; puis biberon par la mère.

Mort à 9 mois.

N° de notre statistique : 12872.

Nos de la Clinique Baudelocque : 1896, n° 1153 ; 1899, n° 1213.

Siège décomplété, mode des fesses. Garçon pesant 3,270 grammes à la naissance ; 8e jour, 3,400. Placenta, 550 grammes.

Alimentation : biberon donné par une personne de la famille.

Vivant à 1 an.

N° de notre statistique : 12939.

N^{os} de la Clinique Baudelocque : 1897, n° 941 ; 1899, n° 1373.

Siège décomplété, mode des fesses. Fille. Poids à la naissance, 2,330 grammes ; 8e jour, 2,320. Placenta, 400 grammes.

Alimentation : sein maternel.

Vivant à 1 an.

N° de notre statistique : 13039.

N^{os} de la Clinique Baudelocque : 1897, n° 2079 ; 1899, n° 1504.

Siège. Garçon pesant 3,710 grammes à la naissance ; 7e jour, 3,540. Placenta, 600 grammes.

Alimentation : biberon donné par la mère.

Mort à 9 mois.

N° de notre statistique : 13538.

N^{os} de la Clinique Baudelocque : 1897, n° 2062 ; 1899, n° 2016.

Siège décomplété, mode des fesses. Fille. Poids

à la naissance, 2,480 grammes ; 9e jour, 2,400. Placenta, 500 grammes.

Alimentation : 4 mois d'allaitement maternel, puis biberon en nourrice.

Vivant à 1 an.

Ainsi, sur 22 enfants, 10 morts : une mortalité de 45 p. 100.

Sur 10 enfants s'étant présentés par le siège et ayant reçu exclusivement le sein maternel, 4 morts : mortalité, 40 p. 100.

Pour tous les autres modes d'alimentation pris ensemble : 12 enfants, 6 morts ; mortalité, 50 p. 100.

Malgré le petit nombre de cas renfermés dans cette série, il apparaît nettement que, même lorsqu'une haute mortalité est imputable au seul fait de la présentation vicieuse, l'allaitement maternel exclusif est capable de sauver un certain nombre de vies.

Epaule.

N° de notre statistique : 8426.

N^os de la Clinique Baudelocque : 1895, n° 1709 ; 1897, n° 1208.

Présentation de l'épaule. Tentatives de version par manœuvres externes. Rupture précoce des membranes. Introduction du ballon Champetier. Version interne.

Fille pesant 2,950 grammes à la naissance ; au 10e jour, 3,050. Placenta, 440 grammes.

Alimentation : nourrice au sein.

Mort à 2 mois.

N° de notre statistique : 8968.

N^os de la Clinique Baudelocque ; 1894, n° 778 ; 1897, n° 1734.

Présentation de l'épaule droite. Procidence du cordon et issue d'une main. Réduction.

Garçon pesant 4,070 grammes à la naissance ; au 8e jour, 4,000. Placenta, 730 grammes.

Alimentation : biberon en nourrice.

Vivant à 1 an.

N° de notre statistique : 11511.

Nos de la Clinique Baudelocque : 1897, n° 179 ; 1898, n° 2106.

Epaule. Version par manœuvres internes. Garçon pesant 3,140 grammes à la naissance; 10e jour, 3,240. Placenta, 560 grammes.

Alimentation : 2 mois le sein de la mère, puis nourrice au biberon auprès de la mère.

Vivant à 1 an.

N° de notre statistique : 13193.

Nos de la Clinique Baudelocque : 1895, n° 1790; 1899, n° 1659.

Epaule gauche réduite en sommet. Fille pesant 3,100 grammes à la naissance ; 7e jour, 3,150. Placenta, 470 grammes.

Alimentation : sein maternel.

Vivant à 1 an.

Face.

N° de notre statistique : 6026.

Nos de la Clinique Baudelocque : 1893, n° 317; 1896, n° 932.

Présentation de l'extrémité céphalique défléchie,

variété frontale. Fille pesant 3,500 grammes à la naissance; au 6e jour, 3,520. Placenta, 510 gr.

Alimentation : nourrice au sein.

Vivant à 1 an.

Jumeaux.

Nos de notre statistique : 2320, 2321.

Nos de la Clinique Baudelocque : 1893, no 690; 1894, no 1270.

Premier jumeau, présentation du sommet. Garçon, pesant 2,050 grammes à la naissance; au 12e jour, 2,190 grammes.

Deuxième jumeau, présentation du siège. Garçon pesant 1,850 grammes à la naissance; au 12e jour, 1,940. Placenta, 910 grammes.

Alimentation : allaitement mixte, sein et biberon donnés par la mère.

Les deux enfants sont morts à l'âge de 5 semaines.

Nos de notre statistique : 5931, 5932.

Nos de la Clinique Baudelocque : 1895, no 155; 1896, no 815.

Enfants venus, le premier par le siège, le second

par le sommet. — Premier (?). — Deuxième : garçon pesant 2,810 grammes à la naissance; au 8e jour, 2,580.

Alimentation : biberon donné par la mère.

Enfants morts à l'âge de 3 mois et de 5 mois.

Nos de notre statistique : 10327, 10328.

Nos de la Clinique Baudelocque : 1896, no 82; 1898, no 887.

Premier fœtus masculin. Sommet. 1,980 gr.; au 9e jour, 2,080.

Deuxième fœtus masculin. Siège. Version par manœuvres externes. 2,580 grammes; au 9e jour, 2,670. Placenta commun, 690 grammes.

Alimentation : allaitement maternel pour les deux enfants.

Les deux enfants vivants à 1 an.

Nos de notre statistique : 10488, 10489.

Nos de la Clinique Baudelocque : 1894, no 1051 ; 1898, no 1056.

Premier enfant, siège décomplété, mode des fesses. Garçon. Poids : 2,750 grammes; au 10e jour, 2,670.

Deuxième garçon, siège complet. Poids : 2,910 grammes; au 10° jour, 2,820. 2 placentas, 1,040 grammes.

Alimentation : premier enfant, allaitement maternel. — Vivant à 1 an.

Deuxième enfant, allaitement mixte. — Mort à 12 mois.

N°s de notre statistique : 13556, 13557.

N°s de la Clinique Baudelocque : 1897, n° 2243; 1899, n° 2029.

Premier jumeau, garçon. Sommet. Poids : 1,690 grammes ; 8e jour, 1,640.

Deuxième jumeau, fille. Siège complet. Poids : 2,030 grammes; 8e jour, 1,800. Placenta, 750 gr.

Alimentation : sein maternel pour les deux enfants.

Garçon vivant à 1 an.

Fille morte à 7 mois.

5 jumeaux ont été allaités par la mère; 4 ont vécu.

5 jumeaux ayant reçu le biberon ou une alimentation mixte sont morts.

Voilà une belle série — trop belle — pour démontrer l'excellence de l'alimentation exclusive au sein maternel.

Mais le nombre de 10 jumeaux est bien petit pour que nous fassions grand état de la seule survivance des jumeaux nourris exclusivement au sein de la mère.

Ce qui complète la beauté de la série, c'est cette particularité que, dans un cas, le jumeau allaité exclusivement au sein de la mère a vécu, alors que celui qui recevait une alimentation mixte a succombé.

Symphyséotomie.

N° de notre statistique : 3376.

N°s de la Clinique Baudelocque : année 1893, 722; année 1895, 233.

Garçon pesant 1,700 grammes à la naissance; au 10e jour, 1,720; au 26e jour, 2,160. Le placenta pesait 210 grammes.

Alimentation : sein maternel.

Mort à 7 semaines.

N° de notre statistique : 3461.

N^os de la Clinique Baudelocque : 1892, n° 1326 ; 1895, n° 313.

Garçon pesant 3,200 grammes à la naissance; au 10e jour, 318; au 17°, 3,600. Placenta, 550 gr.

Alimentation : sein maternel.

Vivant à 1 an.

N° de notre statistique : 3462.

N^os de la Clinique Baudelocque : 1893, n° 1203; 1895, n° 315.

Symphyséotomie, sommet. Fille pesant 3,730 grammes à la naissance; au 10e jour, 3,920; au 30e, 3,980. Placenta, 630 grammes.

Alimentation : nourrice au sein.

Vivant à 1 an.

N° de notre statistique : 3977.

N^os de la Clinique Baudelocque : 1892, n° 249; 1895, n° 807.

Hydropisie de l'amnios, gros œuf, deux applications de forceps infructueuses; symphyséotomie. Garçon se présentant par le sommet. Poids à la naissance, 4,630 grammes; au 10e jour, 4,720; au 20°, 5,700. Placenta, 640 grammes.

Enfant élevé au biberon en nourrice.

Vivant à 1 an (mort en nourrice de pneumonie, à l'âge de 2 ans).

N° de notre statistique : 4403.

N^os de la Clinique Baudelocque : 1894, n° 1505; 1895, n° 1253.

Bassin vicié, symphyséotomie. Sommet. Garçon pesant 2,230 grammes à la naissance; au 20e jour, 3,540. Placenta, 440 grammes.

Alimentation : biberon donné par la mère.

Vivant à 1 an.

N° de notre statistique : 4472.

N^os de la Clinique Baudelocque : 1894, n° 901; 1895, n° 1306.

Symphyséotomie. Sommet. Fille pesant 3,580 grammes à la naissance; au 20e jour, 4,220. Placenta, 560 grammes.

Alimentation : allaitement maternel pendant 5 mois, puis au biberon.

Vivant à 1 an.

N° de notre statistique : 5092.

N^os de la Clinique Baudelocque : 1893, n° 1322; 1896, n° 836.

Bassin asymétrique, symphyséotomie. Sommet. Garçon pesant 2,620 grammes à la naissance; au 10e jour, 2,700. Placenta, 480 grammes.

Alimentation : sein maternel.

Vivant à 1 an.

N° de notre statistique : 6305.

Nos de la Clinique Baudelocque : 1894, n° 343; 1896, n° 1232.

Symphyséotomie. Sommet. Garçon. Poids à la naissance, 3,380 grammes; au 7e jour, 3,370. Placenta, 580 grammes.

Alimentation : sein d'une nourrice, 4 mois; puis biberon.

Vivant à 1 an.

N° de notre statistique : 8068.

Nos de la Clinique Baudelocque : 1895, n° 700; 1897, n° 854.

Symphyséotomie. Extraction par le forceps d'un enfant étouffé, ranimé par l'aspiration sans insufflation. Sommet. Garçon pesant 3,370 grammes à la naissance; le 10e jour, 3,940; le 20e jour, 4,200. Placenta, 580 grammes.

Alimentation : allaitement maternel.

Vivant à 1 an.

N° de notre statistique : 9285.

N°s de la Clinique Baudelocque : 1892, n° 249 ; 1897, n° 2055.

Hydropisie de l'amnios. Gros œuf. Deux applications de forceps sans résultat, tête enclavée. Symphyséotomie.

Garçon pesant 4,630 grammes à la naissance ; au 10e jour, 4,470 ; au 20e jour, 4,720. Placenta, 640 grammes.

Alimentation : biberon en nourrice.

Vivant à 1 an (mort à 2 ans).

N° de notre statistique : 9680.

N°s de la Clinique Baudelocque : 1895, n° 1822; 1898, n° 154.

Symphyséotomie. Poids à la naissance : 3,120 grammes.

Alimentation : biberon en nourrice.

Mort à 10 mois, en décembre.

Dans cette petite série, nous ne trouvons

pas l'énorme survivance habituelle en faveur de l'allaitement maternel.

Mais il se dégage une constatation plus importante dans l'espèce :

Sur 11 enfants nés après symphyséotomie, 2 sont morts dans la première année. Mortalité, 18 p. 100.

Or, la mortalité générale des enfants de première année est de 26 ou 27 p. 100.

Il ressort de la comparaison des deux derniers chiffres que la mortalité dans la première année des enfants nés après symphyséotomie, et qui ont survécu à l'accouchement, n'est pas supérieure à celle des enfants nés dans des conditions ordinaires.

CONCLUSION

Ainsi :

50,24 p. 100 des enfants nourris au biberon par une mercenaire succombent.

La mortalité descend à :

31,29 p. 100 quand ils sont allaités par une nourrice,

et enfin à :

14,24 p. 100 quand ils reçoivent le sein de leur mère.

Ces chiffres, dans leur éloquente simplicité, en disent plus que toutes les théories.

Que la mère allaite son enfant, et le fléau de la dépopulation sera conjuré.

Si, malheureusement, elle est privée de lait, ou si elle n'en a pas en quantité suffisante, qu'elle veille elle-même sur son enfant, qu'elle ne laisse pas à d'autres cette charge que la nature lui impose, qu'elle soit toujours la mère, que les soins remplacent le sein.

Cela nous amène bien naturellement à examiner de quelle façon se pratique aujourd'hui l'alimentation des nouveau-nés.

Quand l'enfant a le bonheur de voir le jour dans un milieu aisé, quand son entrée dans la vie est un événement joyeux, une fête de famille, la première pensée de la mère est de le conserver près d'elle.

Ce n'est pas un devoir qu'elle remplira, c'est avec bonheur qu'elle subira les ennuis et, parfois, les douleurs de l'allaitement.

Si elle cherche à s'y soustraire, si elle envoie son nourrisson au dehors, sous des prétextes spécieux, elle commet un acte qu'elle sera la première à se reprocher.

Mais le milieu aisé est l'exception, et il n'est pas nécessaire de recourir à la statistique pour affirmer que le nombre des malheureux dépasse par trop celui de ceux que la fortune favorise.

L'enfant naît dans un ménage d'ouvriers économes ou de petits employés; souvent, il n'est pas le premier, car le prolétaire est facilement prolifique. Bien que les parents soient animés d'excellents sentiments, il est reçu avec une certaine inquiétude, avec regret parfois. Il va être une charge nouvelle; le logement, déjà trop étroit, sera plus encombré; le petit budget familial se trouvera réduit, ou les économies lentement accumulées vont diminuer encore : les frais seront moins élevés si on met l'enfant en nourrice.

Puis, voici l'ouvrière malheureuse, au logis de laquelle le mari ne rapporte que la plus mince partie d'un labeur irrégulier, qui doit travailler elle-même, si elle veut qu'on mange quelque chose à la maison, car le plus clair de la paie est resté au cabaret. Dès que son mari l'a sue grosse, il l'a injuriée, frappée peut-être; c'est avec terreur qu'elle voit arriver l'heure de la délivrance.

L'enfant naît; là, il n'y a pas d'hésitation :

après quelques jours, on le remet à l'Assistance publique.

Et cependant, la femme de l'employé modeste et celle de l'ouvrier dégradé sont dignes aussi de l'intérêt et du respect de tous. Elles ont le sentiment des joies et des devoirs de la maternité; si elles l'avaient pu, elles auraient conservé leurs enfants et les auraient soignés avec sollicitude et affection.

Puis, nous arrivons à une dernière lamentable catégorie, celle de l'enfant qui, aux yeux de la société, est le produit d'une faute, l'enfant « naturel ».

En général, la fille-mère est délaissée par le père de son enfant et elle est l'objet du mépris public. A partir du septième mois de sa grossesse, elle est presque toujours dans l'impossibilité absolue de travailler. Dans la misérable situation où elle se trouve, et qui lui est créée par nos préjugés, elle n'a qu'une ressource, c'est de profiter de l'hospitalité qui lui est, d'ailleurs, généreusement offerte dans les asiles, puis dans les cliniques d'accouchement. Trop souvent, par son isolement et les craintes de l'avenir, elle songe à l'avortement ou au suicide.

Si elle a mis un enfant au monde dans une clinique, quel sera le sort du petit être? Ou il sera insuffisamment allaité par sa mère, qui sera obligée de travailler et, par conséquent, de le nourrir très irrégulièrement; ou il sera abandonné par elle à l'Assistance publique.

Quelles sont les mesures qu'il importe de prendre pour remédier à cette principale cause de la dépopulation ou de l'appauvrissement de la race?

Pour que l'ouvrier économe et le petit employé puissent conserver chez eux l'enfant à allaiter, ce qui est le plus légitime, comme le plus profond de leurs désirs, il faudrait qu'on leur en donnât les moyens. Il faudra que la présence de l'enfant chez eux ne soit pas une charge, que le modeste budget reste le même, que les économies ne soient pas entamées. L'enfant n'ira pas dans des mains mercenaires; il restera au foyer, si sa présence ne charge pas le petit budget familial. Ce sera une dépense facile à évaluer et dont il devra être tenu compte au père de famille.

Quant aux malheureux petits êtres qui, pour conserver une existence qui leur deviendra si lourde plus tard, risquent de perdre, avec l'allaitement maternel, les jouissances intimes et délicates du premier âge, il faudra travailler résolument à trouver les moyens les plus efficaces pour ne pas les en priver.

Le devoir d'une communauté démocratique serait d'affirmer le droit à l'existence pour tous ses citoyens, et d'assurer les moyens de la leur rendre honnête et facile. Que si elle ne s'en soucie point, il y a, heureusement, auprès de l'Etat indifférent, l'initiative privée. Et ce n'est pas sans un certain orgueil que nous pouvons constater, dans notre pays, qu'elle a formé des agglomérations généreuses et désintéressées, empressées de se substituer à l'Etat pour diminuer les misères et les inégalités.

Les unes offrent aux déshérités l'asile et le

pain de chaque jour, les autres se vouent à la recherche des procédés les plus sûrs pour combattre des maladies qui, comme la tuberculose, sont aussi un élément terrible de la dépopulation et de l'appauvrissement de la race.

D'autres, prévoyant l'avenir, s'organisent dès aujourd'hui pour apporter des soulagements à ceux qui souffriront plus tard.

Ces admirables sociétés, qu'on appelle *la Croix-Rouge*, l'*Association des Dames françaises*, l'*Association des Femmes de France*, ont pris un développement tel, qu'elles nous font bien augurer de la force qu'aurait une initiative privée des femmes, ayant en vue l'œuvre merveilleuse de la reconstitution de la race.

En même temps qu'aux blessés de l'avenir, qu'on pense aux blessés du présent.

Que les femmes généreuses, qui sont légion en notre France, entreprennent cette tâche, non pas de charité, mais de justice. Que, pour assurer à l'ouvrière économe l'équilibre de son budget; que, pour laisser à la malheureuse déshritée, à la fille-mère, l'allaitement de son enfant et les jouissances maternelles, elles invitent ceux sur lesquels elles ont tant d'influence à prendre un peu de leur superflu; qu'elles forment enfin, pour sauver tant d'existences compromises,

L'*Association des Mamans de France.*

www.ingramcontent.com/pod-product-compliance
Ingram Content Group UK Ltd.
Pitfield, Milton Keynes, MK11 3LW, UK
UKHW012055240726
13965UKWH00004B/1303